3me ÉDITION,

REVUE ET AUGMENTÉE.

UN MOT

SUR LE NOUVEAU SYSTÈME

DE

PROTHÈSE DENTAIRE

ET SUR LES AVANTAGES

DES DENTS ET DENTIERS ANGLAIS

DE J.-B. GEORGE

DENTISTE

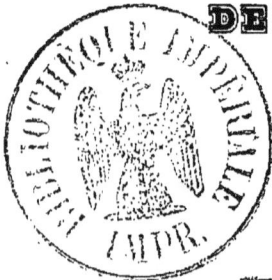

PARIS

CHEZ L'AUTEUR, RUE DE RIVOLI, 224

ET CHEZ H. MANDEVILLE, LIBRAIRE-ÉDITEUR

RUE DAUPHINE, 16.

—

1857

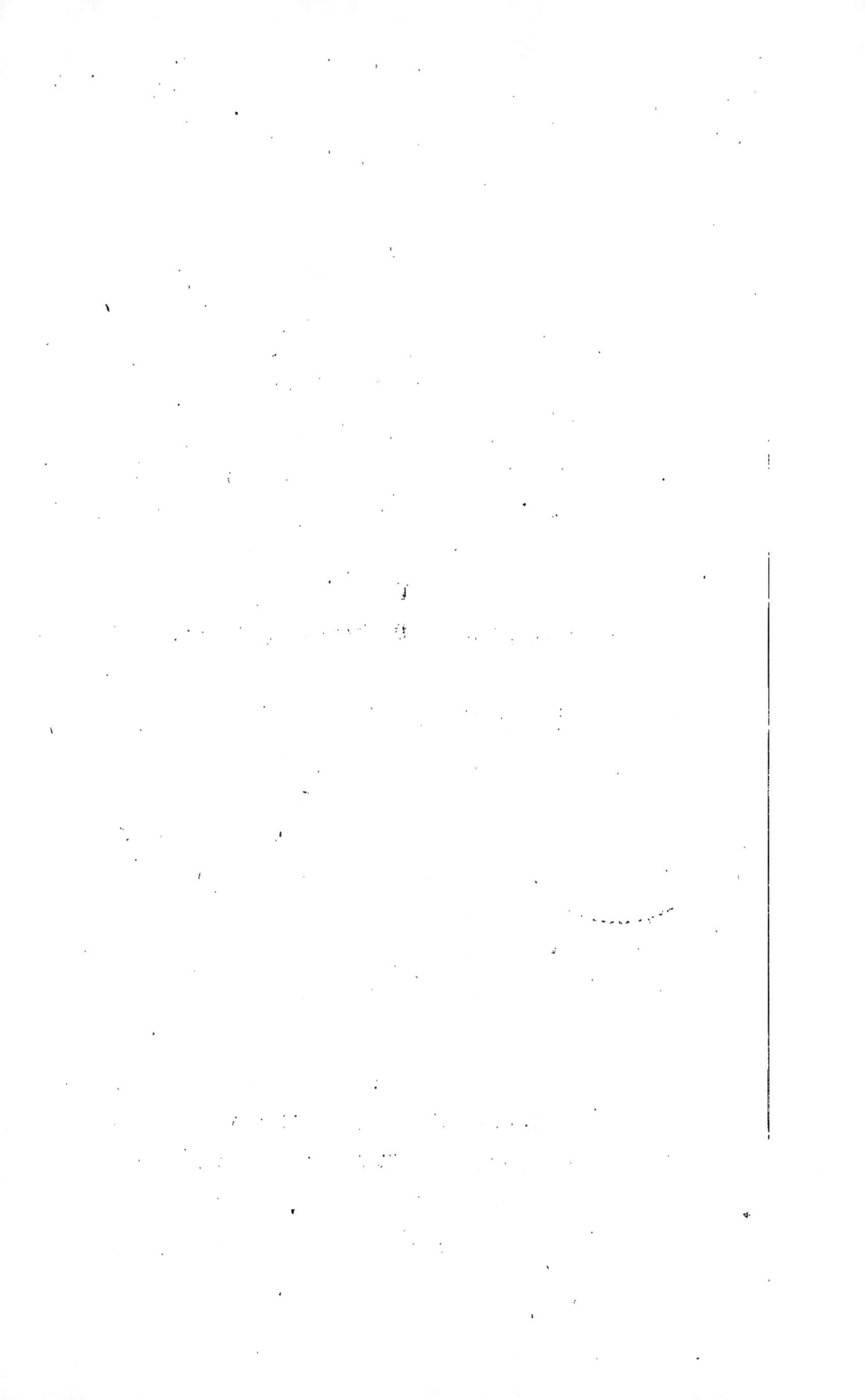

AVANT-PROPOS.

Quelle que soit la méfiance avec laquelle le public accueille le plus souvent tout ce qui émane de la plume du dentiste ; quelle que soit la répugnance que nous ayions à parler de nous-même, et peut-être aussi la crainte de nous voir reléguer au rang des charlatans de la profession, nous nous étions décidé, il y a quelques temps, à exposer, dans une brochure de quelques pages, les inconvénients des systèmes de *prothèse dentaire* encore en usage, et les avantages immenses de nos nouvelles dents artificielles primitivement connues sous le nom de *dents* et *dentiers anglais*. L'attention bienveillante accordée par un grand nombre de personne à cet opuscule, et les précieux encouragements que, depuis, nous n'avons cessé de rencontrer chez une clientèle aussi distinguée qu'éclairée, nous ont engagé à redoubler d'efforts et de soins, afin d'apporter la dernière perfection à nos procédés d'odontotechnie, et d'en rendre les bénéfices accessibles à toutes les classes de la société. Il ne peut y avoir ni vanité ni égoïsme de notre part à venir de nouveau faire connaître au public et à nos confrères les innovations et les données physico-physiologiques qui nous ont ainsi servi à sortir l'art du dentiste des bornes de la vieille routine où , depuis si longtemps, il est resté stationnaire.

Cependant, il se pourrait encore que, bien que légitimement acquise, cette confiance de langage, de la part d'un novateur étranger, semblât à quelques-uns de nos nouveaux lecteurs s'approcher de la témérité ; mais, grâce à l'esprit éclairé de notre siècle, les préjugés internationaux se dissipent, les efforts faits dans l'intérêt du bien-être général sont partout accueillis avec respect, et, aujourd'hui que le mérite n'a plus de patrie exclusive et que les inventions ou découvertes utiles sont applaudies (de quelque région qu'elles viennent), nous aimons à espérer qu'on nous tiendra compte de notre inexpérience d'écrivain et qu'on voudra bien nous pardonner les expressions par trop scientifiques qui nous auraient échappé, et surtout celles où viendrait se trahir le juste sentiment d'orgueil et de satisfaction que nous éprouvons en voyant le résultat heureux de nos pénibles recherches.

NOUVEAU SYSTÈME

DE

PROTHÈSE DENTAIRE

FONDÉ SUR L'ACTION

DE L'ATTRACTION MOLÉCULAIRE ET ADHÉSIVE.

De tous les maux physiques dont l'homme est tourmenté, il n'en est point de plus fréquents et de plus cruels que ceux qui proviennent de la décomposition et de la perte prématurée des dents.

La bonne conformation et la solidité de ces ostéïdes que la nature nous a donnés pour la trituration des aliments et pour l'embellissement du visage, sont un des indices les plus infaillibles d'une saine constitution ; comme, d'un autre côté, la dégradation de leur émail, la carie de leur ivoire et l'exposition en conséquence de leur pulpe au contact des corps étrangers, sont une des plus grandes sources des misères de la condition humaine et empoisonnent la vie du malade par les souffrances locales qu'elles lui font éprouver, par les digestions laborieuses qu'elles entraînent à leur suite, par la prononciation défectueuse, enfin par l'aspect disgracieux que leur destruction imprévue imprime à la physionomie.

Lord Byron prétend que la somme de souffrances et d'ennuis que l'homme endure à se faire journellement la barbe est égale à celle de la femme dans le travail d'enfant; nous dirons avec plus de vérité qu'en tenant compte de toutes les douleurs physiques et morales qu'occasionnent la carie des dents et ses suites, on arrivera à une somme de souffrances plus grande que celle qui résulte en général des opérations les plus graves et les plus pénibles de la chirurgie.

Malheureusement, en présence de cette destruction spontanée des dents, la médecine demeure souvent impuissante; ses lotions et ses collutoires s'efforcent en vain d'étayer l'organe qui croule, et, après d'inutiles tentatives de conservation, elle est obligée d'appeler à son secours la prothèse ou mécanique dentaire, cette sœur cadette de la médecine proprement dite, qui cherche à réparer les maux que son aînée ne peut prévenir, à remplacer par des pièces factices les organes que la maladie fait disparaître, à déguiser enfin les difformités que la destruction des des dents laisse toujours après elle.

Il n'est ainsi pas étonnant qu'un art aussi utile intéresse à un si haut degré l'attention des familles; il n'est ainsi pas étonnant que de nos jours il ait pris un immense développement, lorsque nous en trouvons des vestiges dans la plus haute antiquité ; et, pour le dire en passant, à ne considérer que la partie de la mécanique dentaire qui s'occupe de la fixation des dents, on peut véritablement se demander en quoi consiste la supériorité de l'odontotechnie moderne, car les ligatures métalliques et autres, dont nous allons, dans un instant, exposer les fâcheuses conséquences, étaient déjà en usage dans l'enfance de l'art.

Employées de bonne heure dans la patrie de Périclès et de la brillante Aspasie, elles passèrent ensuite dans le pays des Fabius et des Camille.

Les fausses dents de Lécania et d'Églé, contre lesquelles le mordant Martial décoche ses épigrammes, furent indubitablement tenues en place par les mêmes moyens. La dent d'or, dont parle Ingolstetter, ne peut avoir d'autre moyen d'attache, et Fauchard décrit longuement la manière d'enfiler et de faire tenir les fausses dents en les assujettissant par des ligatures aux dents saines.

Certes, nous ne nierons pas que la prothèse n'ait fait de grands progrès depuis un demi-siècle, surtout en France, où il suffirait des travaux des Guillemin, des Fauchard et des Laforgue pour en reconnaitre la large part dans la perfection où se trouve aujourd'hui cet art. Mais, s'il est juste de mettre en première ligne ces noms célèbres, il est également juste de tenir compte des glorieux travaux de leurs

confrères d'outre-mer, des Fox, des Hunter, des
Beddoes et de tant d'autres qui ont concouru avec
eux à vaincre les difficultés que présente la profession,
et à résoudre les questions complexes et difficile si
fréquentes dans l'odontotechnie.—Que de choses
pourtant nous laissent encore à désirer les préceptes
de ces grands maîtres ! que de maux physiques et
que de tortures morales n'entraînent-ils pas avec eux,
ces moyens prothétique qu'ils nous ont légués, et qui,
nous le disons à regret, sont encore aujourd'hui d'un
usage général, même chez nos dentistes les plus en
vogue !

Nous pouvons rattacher à deux systèmes seulement
toutes les pièces de denture artificielle qui se font
habituellement chez tous nos confrères : le système
des dents, soit naturelles, soit minérales ou en hippopotame, montées sur des plaques ou cuvettes métalliques, et maintenues dans la bouche au moyen de
crochets, de ligatures, de pivots ou ressorts, le
système des dents en hippopotame, qui sont ordi-
nairement faites d'un seul morceau ou bien assorties
à des dents naturelles ou minérales.

Les pièces à cuvette métallique avec crochets ou
autre armure sont très complexes, et leurs complica-
tions peuvent aussi bien devenir une cause d'ennuis
pour le dentiste qu'une source de déceptions pour
le client. Composées d'alliages d'or , de cuivre,
d'argent ou de platine, et fort souvent dans des

proportions considérables de métaux impurs, les plaques deviennent aigres et cassantes dans la main de l'artiste et se prêtent en conséquence difficilement à une adaptation parfaite avec le modèle; et plus rarement encore elles se moulent exactement sur les bords alvéolaires des clients. Elles sont dures au contact des parties molles de la bouche, et la langue vient heurter continuellement ce corps étranger dont la présence semble l'irriter, en raison de son impuissance à le déplacer. De là une prononciation sifflante difficile à corriger ; de là la pénétration de particules alimentaires entre les surfaces incohérentes. Ces corpuscules, subissant la réaction chimique des fluides dont la bouche est sans cesse lubrifiée, se putréfient, communiquent à l'haleine une fétidité trop bien connue et déterminent par leur présence une irritation qui est souvent le point de départ d'érithèmes, d'aphtes ou d'autres affections plus ou moins graves. Ce n'est pas tout. Ces plaques, avec leurs appendices, constituent de véritables batteries galvaniques qui, chez un grand nombre de personnes, et principalement chez les femmes, produisent une sensation continue de fourmillement et des irritations qui retentissent douloureusement dans tout le système nerveux de la bouche et de la face.

Quand aux reproches que le public, autant que nous, adresse aux ligatures et aux crochets, ils sont bien autrement graves. En effet, les ligatures, qu'elles

soient composées de fils de métal ou de matière
organique, n'en sont pas moins désastreuses. Appli-
quées au collet des dents saines, elles ne tardent pas
à ébranler ces organes, dont la chute est bientôt
précipitée par l'inflammation et le décollement par
suppuration de la membrane alvéolo-dentaire. D'autres
fois, et dans l'espace de très peu de temps, une dent
saine est littéralement tranchée à son collet par la
ligature, on dirait d'une tumeur que le chirurgien
enlève par un procédé analogue.

Les crochets, qui forment des anneaux brisés, ou
plutôt de véritables griffes soudées aux plaques,
s'appliquent également autour du collet des dents, de
manière à ce que leurs extrémités libres s'insèrent
dans les espaces inter-dentaires. Le crochet, dans sa
partie libre antéro - externe, contourne la demi-
circonférence correspondante de la dent qui doit
servir au maintien de la pièce, et, s'il est bien fait et
qu'il n'y ait pas d'obstacles, il doit s'enfoncer et se
cacher sous la gencive qu'il éloigne de la dent. Eh
bien ! admettons un instant que les dents qui restent
à la personne soient solides et dans de bonnes conditions d'arrangement, et que de plus, plaques et crochets
de la pièce artificielle s'adaptent avec toute la précision
désirable; que va-t-il se passer ? Il arrivera, au bout
d'un laps de temps plus ou moins long, que la gencive
refoulée, après s'être gonflée considérablement, se
déprimera et laissera le crochet complétement à nu,

et par conséquent visible à tous les yeux. Si le
malade retire la pièce, comme cela est nécessaire
pour la nettoyer, les crochets peuvent se relâcher, et
sa pièce aura perdu sa solidité. Les chocs imprimés
aux fausses dents par la mastication amèneront le
même résultat. Les crochets sont-ils plus élastiques,
plus résistants ? Alors les dents embrassées seront
limées par un mouvement de va-et-vient ; ou si la
pièce est fixe, elles seront usées et coupées au point
de contact comme avec la ligature.

Mais il n'en est pas toujours ainsi. Dans la majorité
des cas, la pièce, dans son ensemble ne s'adapte pas
exactement, les crochets n'embrassent point avec
précision les dents de support : celles-ci ne présentent
qu'une solidité ordinaire, ou bien elles sont longues,
chancelantes, déchaussées. Dans ces conditions, on
voit presque aussitôt survenir des désordres ; les
crochets, par leur élasticité, chassent les dents hors
de rang et bientôt hors de l'alvéole ; ces mêmes
crochets, ainsi abandonnés dans l'épaisiseur des
gencives, y déterminent des douleurs atroces et des
inflammations qui, le plus souvent, ne peuvent être
guéries que par l'ablation de la pièce. Et, disons-le,
heureux les clients qui, dans ces cas, en sont
quittes pour n'avoir à déplorer que la perte prématurée d'une ou plusieurs dents et qui ne voient
point ces ravages envahir le tissu osseux des maxil-
laires ! Somme toute, du moment qu'une personne

vient réclamer à la science de nos dentistes de sem-
blables appareils pour remédier à la perte d'un ou
plusieurs de ses organes de la mastication, elle doit
s'attendre à tous les maux que nous venons d'énu-
mérer, maux qu'elle ne saurait bien souvent pallier
même par les sacrifices d'argent les plus exorbitants.

Les pièces fixées dans la bouche à l'aide de pivots
métalliques, dont la tige est enfoncée dans la racine
des dents préalablement perforée pour la recevoir,
n'ont pas de moins graves inconvénients ; car, sans
rappeler ici les accidents tétaniques qui, comme on
en a vu des exemples, peuvent résulter de la fixation
de ces sortes de dents, nous n'aurions qu'à citer
les fluxions, les abcès, les caries, les fistules, etc.,
qui en forment le cortège le plus habituel et qui
suffiraient pour les faire à jamais bannir de la
pratique.

Que dirons-nous maintenant de ces dents minérales
et naturelles qui se fixent à l'aide de ces désastreux
artifices ? Les premières, dures, plates, carrées,
véritables morceaux de porcelaine opaque de couleur
terne ou suspecte ; les autres, recueillies dans les
amphithéâtres d'hôpitaux, sur des sujets morts de
maladies diverses, souvent de nature contagieuse.
Tout le monde connaît les émanations fétides qu'elles
dégagent de la bouche des personnes qui ont le
courage de les porter, et les frais énormes qu'exige
parfois leur entretien.

Quelques dentistes, plus amateurs du bruit que leurs voisins, ont cherché à se concilier la faveur du public, en lui promettant la pose des dents sans avoir recours aux moyens vicieux de prothèse que nous venons de signaler. Chacun sait aujourd'hui que leurs promesses n'étaient qu'une captieuse illusion. Le mal, qu'ils avaient promis de bannir, n'a fait que changer de forme, et, s'ils renoncent aux crochets et aux ligatures, c'est pour avoir recours à des expédients non moins dangereux. La dent d'hippopotame, connue et déjà employée au temps de Fauchard, est la substance sur laquelle ces confrères fameux ont exercé leur puissant génie!... Ils sont arrivés à faire des pièces d'un seul jet ou plutôt d'un seul morceau, et aux crochets métalliques, ils ont substitué pour la fixation de ces mêmes pièces des anneaux sur les parties latérales desquels s'insèrent des chevilles de bois et au besoin des bouts d'allumettes qui, à leur tour, viennent s'appuyer sur les dents limitrophes entre lesquelles les fausses doivent être enclavées, puis ils ont annoncé pompeusement qu'ils posaient les dents sans crochets ni ligatures.....

Il n'est pas besoin d'un long examen pour voir tout ce qu'il y a de défectueux dans ces procédés. On comprend aisément, en effet, que ces chevilles et ces anneaux, par la pression latérale qu'ils exercent sur les dents de support, provoquent des douleurs sourdes et continues, déterminent une inflammation chronique du périoste alvéolo-dentaire et finissent ainsi par luxer et chasser les dents de leurs alvéoles. Quoi qu'en aient annoncé aussi ces messieurs, les dents de ce genre sont, surtout dans certains cas, horriblement gênantes et assez peu solides souvent pour qu'elles se détachent sous le moindre effort de mastication. Très blanches dans le principe, elles jaunissent au bout de quelques jours, et, chez beaucoup de personnes après plusieurs mois, un an, plus ou moins d'usage, elles sont, qu'on nous passe l'expression, véritablement pourries. De là résulte une odeur infecte très nuisible à la santé. Néanmoins nous ne les condamnons pas absolument, et, dans des exceptions, rares il est vrai, nous croyons qu'elles peuvent avoir des avantages.

Élevé dans les anciens préceptes de l'art et initié parfaitement dès notre enfance à tous ces procédés en usage dans les ateliers où se perfectionnent les pièces coûteuses de l'aristocratie britannique, nous ne nous sommes jamais dissimulé les graves inconvénients de ces moyens que la prothèse habituelle emploie, en France comme en Angleterre, pour faire tenir dans la bouche les pièces artificielles qu'on veut y introduire.

Ce mal généralement reconnu, ce vice radical, contre lequel sont venues échouer les tentatives et les velléités réformatrices de beaucoup d'autres avant nous, était pour nous, dès nos premiers pas dans la carrière, un sujet continuel de préoccupations et de recherches, et c'est à trouver un moyen d'y remédier que nous avons consacré nos loisirs et nos veilles.

Il serait superflu d'entraîner ici le lecteur dans le détail de toutes les investigations minutieuses et des essais innombrables auxquels nous nous sommes livré pour arriver aux innovations et aux procédés prothétiques dont nous allons examiner rapidement les principaux avantages. Qu'il nous suffise de dire que nous avons appelé tour à tour chaque science à notre aide. C'est ainsi que la physique, par ses lois sur les forces de l'attraction moléculaire et adhésive, nous a donné les moyens de faire réellement et solidement tenir nos pièces à la bouche sans le secours de crochets ni de ligatures. La minéralogie, la chimie nous ont, l'une, dirigé dans le choix des matières plus propres aux besoins de la prothèse, l'autre, nous a enseigné, par ses combinaisons fécondes, à lier ces mêmes matières et à les combiner dans des proportions plus convenables et d'un résultat plus riche, plus brillant; la physiologie nous a indiqué les conditions et tracé les règles d'après lesquelles nous devions exécuter nos pièces pour être plus favorables à la santé de la bouche, à la mastication, à la prononciation et à l'expression générale de la physionomie, etc...

Un mot cependant sur quelques-unes de ces données.

Cette force mystérieuse, connue sous le nom d'attraction adhésive et moléculaire, ou attraction à distance infiniment petite, forme un chapitre curieux dans tous les traités de physique moderne.

C'est cette force remarquable qui fait que les boules de liége qui flottent à la surface de l'eau, se rapprochent en s'agglomérant, ou s'appliquent contre les parois du verre qui les renferme.

C'est à cette force qu'est dû le disque concave que présente la colonne aqueuse dans les tubes barométriques, et c'est en vertu d'elle que les molécules liquides luttent contre les efforts de la gravitation pour monter au loin des parois du verre.

Les surfaces polies, intimement unies, deviennent souvent inséparables par l'action de cette force, comme cela arrive dans les grandes fabriques de porcelaine, etc. L'expérience suivante du célèbre Laplace ne laisse plus de doute à cet égard. Il suspendit au-dessous du plateau d'une balance une plaque ronde parfaitement polie, de manière à mettre la face inférieure de celle-ci partout en contact avec de l'eau. Là force d'adhésion moléculaire établie entre les deux surfaces, fut tellement grande que, pour séparer la plaque de l'eau, il fallut mettre dans le plateau opposé de la balance un contrepoids beaucoup plus considérable que celui qui aurait entraîné le poids de l'eau adhérente à la plaque.

Chacun n'a-t-il pu d'ailleurs remarquer quelquefois

dans les usages relatifs aux besoins de la vie, combien sont difficiles à séparer deux corps se moulant exactement et réciproquement par une de leurs surfaces planes ou courbes, préalablement humectée d'un liquide quelconque.

Un autre fait physiologique, d'une justesse peut-être aussi incontestable et que nous avons cru devoir mettre à profit pour la fixation de nos pièces, c'est une sorte de succion, non point celle prônée avec emphâse par quelques charlatans, et qui n'était, comme nous le savions fort bien, qu'une mystification.

Personne n'ignore, en effet, qu'il n'y a aucun rapport de ressemblance entre la face gingivale de la plaque odontophore et les cavités que présentent les flacons, les ventouses et la machine pneumatique où l'on peut produire les phénomènes de succion en y faisant le vide au moyen d'un piston ou en raréfiant par la flamme l'air dont ils sont remplis. Dans l'acte de la succion proprement dite, les bords alvéolaires, ainsi que la voûte palatine et le plancher de la bouche, n'ont qu'un rôle passif et concourent à former en quelque sorte un corps de pompe dont la langue serait le piston.

C'est l'effet de cette tendance que les tissus vivants ont de se rétracter au contact des instruments qui les pressent doucement et uniformément. Ce phénomène peut augmenter considérablement la force d'attraction

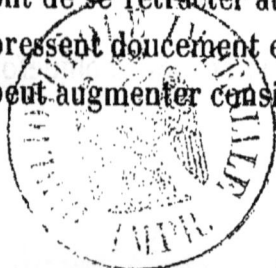

adhésive dans son application à la prothèse, et rendre ainsi compte de la solidité incroyable avec laquelle, sans artifice aucun, nos pièces tiennent à la bouche.

Mais il y a loin de la conception d'une idée, si juste qu'elle soit, à sa réduction en pratique. Il fallait avant tout pouvoir confectionner nos pièces de manière à ce que la coaptation entre elles et le palais de la bouche fût parfaite et que les surfaces, devant être juxtaposées, fussent dans des conditions telles que l'attraction adhésive pût s'exercer; toutes choses incompatibles avec les pièces de dentures qui ont besoin de ligatures, de crochets ou de chevilles de bois pour être tenues en place.

Nos lecteurs comprendront d'eux-mêmes la gravité des difficultés que nous eûmes à surmonter, les mécomptes et les désappointements de nos premiers efforts; mais nous ne nous laissâmes pas décourager; nous savions bien que :

Gutta cavat lapidem non vi, sed sœpè cadendo (1).

et nous poursuivîmes avec une persévérance tenace le cours de nos investigations.

Tenir un compte plus exact des différents aspects que présente l'arcade dentaire des malades; remplacer l'ancienne cire à empreinte par une com-

(1) La goutte d'eau creuse la pierre, non par la force, mais par la fréquence de sa chute.

position nouvelle, qui donne avec plus de délicatesse les plus légères anfractuosités des gencives et des dents.

Changer complétement la nature des matières employées à la fabrication des moules et des empreintes destinées à l'estampage des plaques, voilà, avec mille autres détails de ce genre, ce dont il fallait s'occuper avant tout. Mais c'est surtout la préparation de l'or, dont nos plaques se forment, qui exigeait de notre part d'innombrables recherches. Ce métal précieux, a de tout temps été accusé d'être trop ductile pour tous les besoins de la prothèse, quand il est absolument pur, et l'on a trouvé plus commode de n'employer que l'or des bijoutiers, c'est-à-dire un or allié à un quart de son poids de cuivre, métal des plus oxydables qui présente d'ailleurs, comme nous l'avons déjà dit, le défaut capital de ne pouvoir se mouler, à cause de son aigreur et de sa dureté, sur les sillons et les reliefs qu'offre la surface des gencives et de la voûte palatine.

Ce défaut, il est vrai, est à peu près insignifiant pour ceux qui se contentent d'enchaîner leurs plaques au moyen d'agrafes métalliques ou de chevilles de bois, aux dents saines de leurs malades. Mais le système à la fois prothétiques et conservateur que nous voulions établir ne pouvait se contenter des seuls moyens connus. Or n'existait-il pas des proportions, des conditions d'alliage capables d'obvier aux inconvénients de l'or ordinaire ; et ne pouvait-on, par des procédés de fusion, de refroidissement, de laminage et d'écrouissage dont l'efficacité nous a été depuis démontrée par de nombreuses expériences, donner à notre métal deux qualités précieuses : d'abord, celle de s'appliquer avec la facilité d'un vernis et une précision admirable sur toute la surface du moule qui représente la face alvéolaire de la bouche ; puis, par son immersion dans un bain que nous préparons à cet effet, celle de prendre une fermeté et une résistance à la pression plus en rapport avec l'usage auquel il est destiné, que les alliages jusqu'alors employés. Tel était le problème qui s'offrait à nos investigations, et nous avons été assez heureux d'en trouver la solution.

Nous avons donc obtenu des pièces qui ne sauraient être déplacées par aucun effort de la mastication ; et cependant, bien qu'elles se mettent avec une facilité extrême, ce n'est que sur des indications que nous nous réservons de donner à nos clients, qu'ils parviennent à les déplacer et à les replacer eux-mêmes avec la plus grande innocuité.

Dépourvues d'appendices, elles ne s'appuient pas sur les autres dents, et conséquemment ne peuvent nuire. Ajoutons à cela que, par l'union intime de la plaque avec la surface du palais, les particules alimentaires ne peuvent pénétrer entre elles, et la bouche est ainsi exempte des vapeurs fétides que ces parti-

cules, en se corrompant, dégagent de dessous les
plaques de l'ancien système.

Nous n'avons parlé jusqu'ici que de l'or pour la fabrication de nos plaques adhésives; mais quelle que
soit notre prédilection en faveur de cette belle matière, nous sommes loin de nier la grande utilité du
platine en certains cas, et surtout quand il est parfaitement purifié et préparé.

L'hippopotame aussi, dont nous avons déjà signa-
lé, en passant, les inconvénients et auquel des dentistes ont donné des noms ridicules, peut rendre de
grands services, à la condition qu'il sera bien choisi.
Mais le lecteur doit comprendre, d'après ce que nous
en avons déjà dit, que nous ne saurions, en con-
science, garantir à nos clients que les pièces faites de
cette matière conservent longtemps leur blancheur
et leur solidité, attendu que l'état plus ou moins sain
de la bouche exerce sur elles une grande influence.

Du reste, nous n'employons le platine ou l'hippopotame que dans les cas rares et exceptionnels où
notre système de plaques adhésives ne peut être ap-
pliqué, ou bien encore pour satisfaire au désir des
clients.

Nos recherches ont dû porter également sur les
fausses dents proprement dites. Et ici encore, nous
osons l'affirmer, nos espérances ont été, pour ainsi
dire, dépassées par les brillants résultats que nous
avons obtenus. Ainsi nos dents minérales diffèrent

totalement de forme et de composition avec celles
dont nos confrères se servent et dont il serait superflu
de rappeler de nouveau les inconvénients. Aussi ré-
sistantes que belles, elles sont diaphanes, indestructibles, et la facilité avec laquelle on peut les monter
une à une sur leur plaque, permet de leur donner un
arrangement plus régulier et plus harmonieux que celui qu'on fait prendre aux dents plates de l'ancien
système. Rien de plus vivant, de plus naturel, de plus
beau que l'aspect d'un ratelier de ces belles dents, et
les quatorze nuances différentes de notre assortiment
nous permettent d'adapter si exactement le teint de
nos dents à celui des dents saines, que l'œil le plus
exercé ne saurait découvrir la plus légère différence
entre elles.

Ce que nous venons de dire à l'égard de nos nouvelles dents est également applicable à nos gencives
artificielles, dont la belle teinte rose inaltérable con-
traste de la manière la plus admirable avec l'éclatante
blancheur de nos dents.

Il est presque superflu de dire qu'avec les dents et
les dentiers indestructibles que nous confectionnons
d'après notre nouveau système de prothèse, la mastication des substances les plus dures s'opère d'une
manière parfaite, le timbre de la voix se perfectionne,
et l'articulation des sons et des syllabes linguo et
labio-dentales se fait avec une netteté est une pureté
des plus remarquables.

Il est encore d'autres avantages de notre nouveau
système de prothèse dentaire que nous ne pouvons
passer sous silence. Ce sont, par exemple, ces pénibles opérations d'extraction, de limation, de cauté-
risation, etc., qui deviennent inutiles avec nos plaques adhésives. Les dents longues, chancelantes,
déchaussées, non - seulement ne nous font point
obstacle, mais encore elles sont étayées et soutenues
par la combinaison que nous donnons à nos cuvettes,
au point de les rendre aptes aux mêmes services
qu'avant leur dégradation. Du reste, si elles viennent
à tomber accidentellement, nous sommes à même de
les remplacer immédiatement sans pour cela que le
client soit obligé d'attendre et de faire le sacrifice
d'argent nécessaire pour une nouvelle pièce, comme
on y est presque toujours forcé avec les procédés de
l'ancien système. Qu'est-il besoin d'ajouter que nos
prix sont excessivement modérés, et que même nous
laissons beaucoup moins à désirer sous ce rapport
que nos confrères qui jouissent de quelque juste
considération.

Tel est, en résumé, le résultat des succès que nous
avons obtenus après de nombreuses années de laborieuses investigations. Déjà nous avons la douce
satisfaction de voir notre système se propager rapidement parmi les sommités de la profession en Angleterre et en Amérique; et une fois connu en France,
il fera reléguer parmi les antiquailles du passé de

l'art les appareils compliqués, lourds et malfaisants auxquels on a été obligé d'avoirs recours jusqu'à ce jour.

Nous avons banni de notre cabinet ces tristes amalgames ou pâtes mercurielles dont presque tous les dentistes d'aujourd'hui ne craignent pas de plomber les dents de leurs malades, bien qu'ils sachent que non-seulement ils noircissent et dégradent les dents, mais que la conséquence inévitable d'un pareil plombage est une vive inflammation du périoste de l'alvéole et parfois une stomatite générale.

Nous sommes arrivé au terme de la tâche que nous nous étions imposée; mais nous ne saurions quitter cet écrit sans exprimer de nouveau notre vive reconnaissance de l'accueil flatteur que nos travaux ont reçu du public éclairé de cette grande capitale. Notre zèle à introduire des amélioration dans toutes les parties d'un art qui intéresse de si près toutes les classes de la société, ne se ralentira pas, et nous redoublerons d'efforts pour mériter de plus en plus les faveurs dont on a bien voulu nous honorer.

J.-B. GEORGE,
Rue de Rivoli, N° 224.

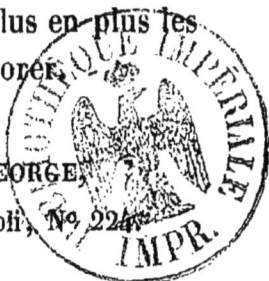

Paris.—Imp. BOISSEAU et AUGROS, passage du Caire, 123-124.